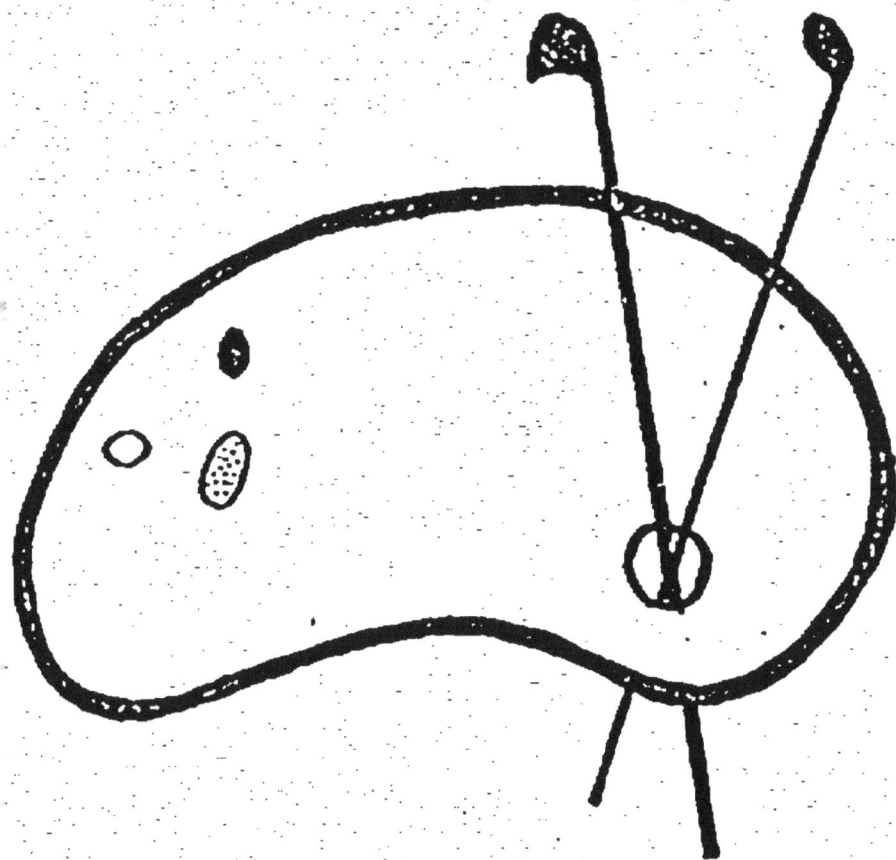

DEBUT D'UNE SERIE DE DOCUMENTS
EN COULEUR

Docteur Joseph SALTEL

La Folie

du Roi Charles VI

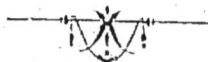

TOULOUSE
PAPETERIE GÉNÉRALE
49 et 51, Rue Bayard, 49 et 51

1907

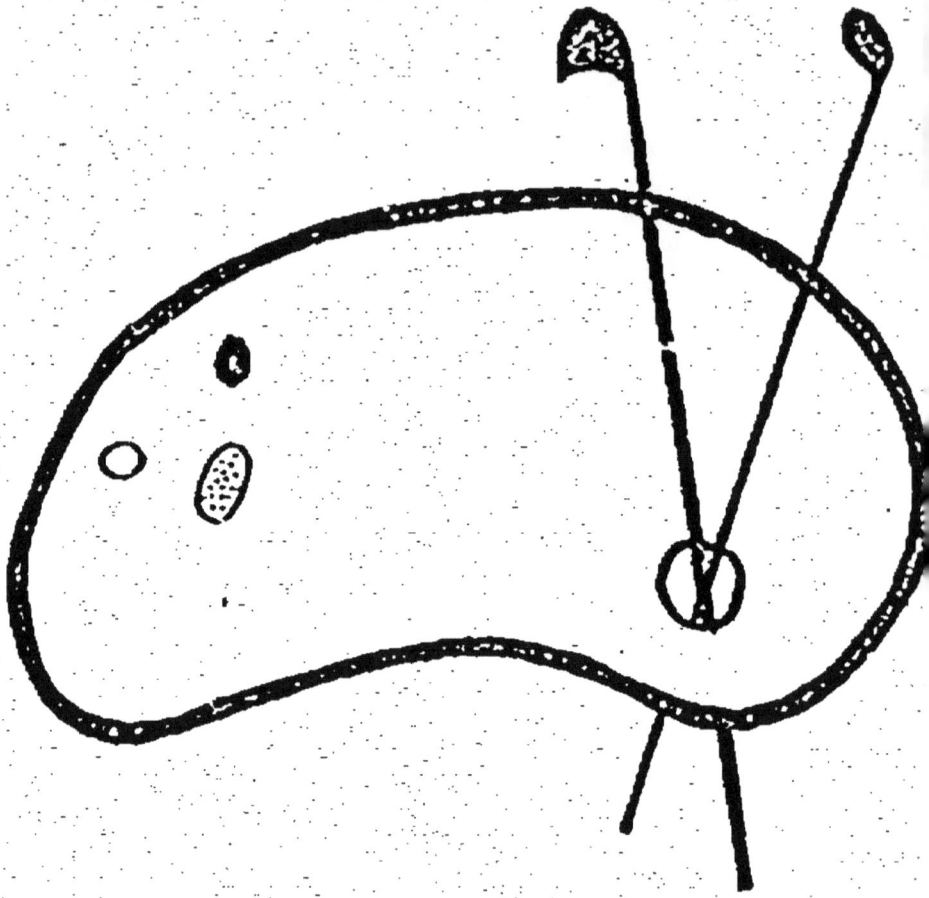

FIN D'UNE SERIE DE DOCUMENTS
EN COULEUR

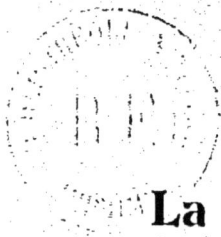

La Folie du Roi Charles VI

Docteur Joseph SALTEL

✳

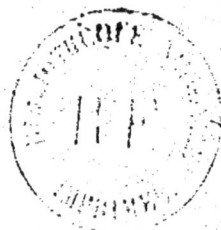

La Folie
du Roi Charles VI

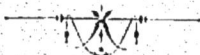

TOULOUSE
PAPETERIE GÉNÉRALE
49 et 51, Rue Bayard, 49 et 51

1907

A LA MÉMOIRE DE MON GRAND-PÈRE

———

A MA GRAND'MÈRE

———

A TOUS LES MIENS

———

A MES AMIS

A nos Maîtres de la Faculté
et des Hôpitaux

A notre Président de Thèse

Monsieur le Professeur Rémond

HOMMAGE DE RECONNAISSANCE

Pour l'honneur qu'il nous fait en acceptant la Présidence
de notre modeste travail

INTRODUCTION

L'étude des rois au point de vue pathologique
est peut-être une des plus passionnantes et des
plus instructives. Leur équation mentale en particulier est assez nettement tracée. Ils ont l'avantage sur les hommes de talent d'être célèbres,
admirés et observés dès la minute où ils viennent
au monde..... et de même qu'on nous a présentés
dans des journaux politiques le schéma du cancer
de M. Waldeck-Rousseau, de même, plus tard,
on en arrivera à nous donner des dessins du bas-
sin des reines enceintes.

L'histoire, inconsciemment, a pris l'observation
des rois. Leurs actes, même les plus intestinaux,
ont été observés par de nombreuses personnes.....
et leurs moindres paroles rapportées et immorta-
lisées, sculptant ainsi leurs beautés comme leurs
misères.

Les misères des rois sont profondes.

La consanguinité si fréquente chez eux, « l'ivresse
chronique du pouvoir », l'admiration stupide des

hommes pour leurs actes les plus vains, les excès
obligés, l'intoxication causée par les repas plantu-
reux et les vins généreux font éclore chez eux les
névroses.

La folie est si fréquente chez les rois que Tarde,
dans sa préface pour *La Sélection* de Jacoby,
a pu écrire ce paradoxe assez amusant : « Il semble qu'il se dégage au fond de la thèse de Jacoby,
sans qu'il y ait songé, une sorte de *justification
imprévue de la monarchie*. Si, en effet, il est vrai
que la puissance politique trouble le cerveau, il
est bon que ce danger de démence soit épargné à
la plupart des familles d'un peuple et se concentre
sur une seule. Les dynasties impériales ou royales,
si elles ont vraiment présenté toujours — ce qui
me paraît contestable — les tares que le Dr Jacoby
signale en elles, ont eu au moins, à ce point de
vue, l'avantage de drainer à leur détriment et au
profit de leurs sujets tout le vin empoisonné que
porte avec soi l'exercice de l'autorité sans frein.

« J'ajoute que si le péril d'une névrose héréditaire du pouvoir sous forme monarchique ou surtout aristocratique va s'amoindrissant, celui d'un
vertige contagieux du pouvoir, sous des formes
populaires et électorales, s'étend et grandit dans
nos sociétés égalitaires. L'élévation brusque d'un
particulier à la dictature d'un grand État moderne
n'est pas une cause moins redoutable de détra-
quement cérébral que la naissance princière au
sein d'une Cour. Et ces fêlures du crâne obser-

vées chez les princes ou les grands d'autrefois
peuvent servir à éclairer nos propres aberrations. »

Et c'est parce que de l'étude des grands per-
sonnages peut résulter un excellent enseignement
pour nous que nous étudierons aujourd'hui, sur
les conseils de notre maître M. le Pr Rémond, la
folie du roi Charles VI.

Elle nous permettra d'éclairer un peu cette
mystérieuse hérédité mentale que notre camarade
Lapoujade a traitée dans sa thèse inaugurale de
mai 1907.

Il écrit : « L'avenir est aux médiocrités ». Oui!
il est aux médiocrités parce que la force d'une
race est représentée par une courbe ascendante
d'abord puis descendante et les rois ont atteint le
point culminant, comme beaucoup de grands
esprits.

« Voyez ce jeune homme pâle, faible, languissant,
se réchauffant à peine aux chauds rayons de soleil :
c'est un *héritier*, le dernier porteur d'un grand
nom, le dernier représentant d'une grande race,
heureuse encore si elle a la chance de disparaître
discrètement avec un anémique, si elle ne s'écroule
pas bruyamment dans la fange ou le sang avec
un fou ou un scélérat.

« Voyez-vous cet autre, petit, mal bâti, au front
fuyant, à l'air bête et ridicule, au parler préten-
tieux, à la mine grotesque de petit crevé, heureux
et fier de se montrer avec quelque courtisane en
renom : c'est le fils d'un savant illustre, dont le

nom n'est prononcé qu'avec respect, d'un homme
d'État éminent, d'un robuste et rude travailleur,
d'un homme fort, intelligent et tenace qui, parti
de bas, a su se frayer son chemin dans la vie. »
(Jacoby).

Les rois, les hommes de talent sont des excep-
tions. Aussi deviennent-ils anormaux, et leur race
s'affaiblit-elle. Comment s'affaiblit-elle? Le savoir
c'est apprendre à éviter l'amoindrissement des
familles et des races.

Charles VI est l'aboutissant d'une longue série
de rois faibles d'esprits ou névrosés, et Auguste
Brachet, qui a étudié la vie de Louis XI *A travers
six siècles d'hérédité,* a trouvé dans la généalogie
des rois de France une manifestation éclatante de
la loi d'hérédité.

Aussi est-ce en pur médecin que nous abordons
le sujet de notre modeste thèse. D'ailleurs notre
maître, M. le Pr Rémond, nous a, dans ses fines
leçons, fait constater très souvent combien des
sciences considérées autrefois comme indépen-
dantes deviennent actuellement des dépendances
de la biologie. Cela est si vrai que Leibnitz l'avait
déjà prévu dès l'année 1862, pour la psychologie,
le droit et la pédagogie.

« Le public, mieux policé, se tournera un jour,
plus qu'il n'a fait jusqu'ici, à l'avancement de la
médecine : on donnera dans tous les pays des
" Histoires naturelles" comme des "Almanachs"
ou comme des "Mercures galants". On ne laissera

aucune bonne observation sans être publiée. On
aidera ceux qui s'y appliqueront. On perfection-
nera l'art de faire de telles observations et encore
de les employer pour établir des aphorismes.

Alors, cette science importante sera bientôt
portée fort au-delà de son présent état et croîtra à
vue d'œil » (Leibnitz. *Pensées*).

E. Bernheim, dans son *Lehrbuch der histo-
richen Methode* (1894), écrit :

« Une connaissance théorique des troubles de
l'âme est tout à fait indispensable pour la com-
préhension de nombreux phénomènes de caractère et de nombreuses actions : je ne veux pas
parler ici de la folie *césaréenne* devenue un lieu
commun, mais des phénomènes qui reviennent si
fréquemment dans les biographies des personna-
lités historiques, tels que l'exaltation religieuse
qui atteint jusqu'aux hallucinations et aux idées
fixes... Ici, se touchent la psychologie et la psychiatrie, et l'historien ne peut que gagner à étudier les traits fondamentaux de cette dernière.
Combien on comprend tout autrement, par exemple, bien des actes et des motifs du malheureux
roi Louis II de Bavière, si l'on peut les déduire de
conditions psychopathiques en coïncidence avec
le début de sa maladie psychique, que si l'on voulait les expliquer par des analogies d'un état d'âme
normal. Combien facilement le savant prend pour
un caprice génial ou pour de l'extravagance fan-

taisiste ce que le connaisseur de la psychiatrie interprète comme des précurseurs ou des symptômes de troubles de l'esprit ».

La folie de Charles VI nous a paru particulièrement intéressante parce qu'elle montre ce qu'est la dégénérescence d'une famille.

Les familles où existe la tare peuvent ne pas toujours présenter de l'aliénation mentale vraie, mais elles ont dans tous les cas des anomalies physiques ou psychiques, scrofule, anomalies réversives, singularités intellectuelles, crime, suicide, hystérie, épilepsie, idiotie, rachitisme, etc... La famille dégénère de plus en plus et après un plus ou moins petit nombre de générations, elle s'éteint complètement. Mais la dégénérescence est loin de commencer toujours par un cas de folie ; l'aliénation mentale n'apparaît souvent que comme un des chaînons, et bien des fois chaînon terminal, d'une longue suite d'anomalies psychiques, douteuses d'abord, singularités insaisissables et indéfinissables, auxquelles on n'attache aucune importance peut-être, mais qui prennent toujours un caractère de plus en plus tranché, finissent par devenir des cas de folie nettement caractérisée, qui ne laissent plus le moindre doute sur leur triste signification. Les formes les plus curieuses, les plus énigmatiques des troubles intellectuels et psychiques qui accompagnent la dégénérescence, se voient surtout, alors que la famille, par suite de

conditions physiques et morales particulières, dégénère peu à peu d'une façon continue, sans présenter d'abord de troubles profonds, graves, sans
que la dégénérescence se manifeste violemment,
brutalement, et qu'elle ne *débute*, mais finit au
contraire, par l'aliénation mentale, qui est alors
non le point de départ, mais une des formes ulti-
mes, terminales, de la dégénérescence. Nous di-
sons *une des formes*, parce qu'elle est toujours
accompagnée d'autres affections ou anomalies so-
matiques ou psychiques, telles que l'alcoolisme,
le crime, le suicide, les phrénopathies et les névro-
pathies, les vices de conformation, les maladies
constitutionnelles, etc.

Mais quelle que soit la marche suivie de la dégénérescence, le cas de folie, d'idiotie, d'épilepsie,
même les plus évidents et les plus caractéristi-
ques que l'on voit dans les familles atteintes du
vice phrénopathique, présentent ordinairement
quelque chose de particulier, d'indéfinissable, qu'il
est presque impossible de décrire, mais qui saute
aux yeux de l'homme le moins observateur. Ce ne
sont plus les formes franches, classiques que nous
voyons dans les asiles ; elles sont compliquées ici
d'un élément particulier, plus facile à constater
qu'à décrire et qui est l'*élément héréditaire de la
dégénérescence*. Cet élément est tellement prononcé, il donne à tel point aux cas de phrénopathies une couleur spéciale, une forme et une expression *sui generis*, que M. Morel a fait des cas

de folie à élément héréditaire une classe à part,
celle de folie héréditaire, dans sa classification des
maladies mentales.

Charles VI est un dégénéré. Avant l'apparition
de sa folie on peut bien étudier sa dégénérescence.
Son hérédité aidant l'influence dissolvante du
pouvoir il *devait* finir fou.

Nous ferons précéder l'étude clinique de sa
folie de quelques considérations psychologiques
sur le rôle du pouvoir personnel en psychiatrie.

PSYCHOLOGIE GÉNÉRALE DES ROIS

Leur situation sociale les prédispose à la folie

Le cerveau le plus normal a ses troubles fonc-
tionnels passagers, comme un organe peut avoir
par exemple des crampes et de l'atonie. Tout
homme raisonnable a eu des idées délirantes et
dans les conditions les plus paisibles sans infection,
sans intoxication, sans tabac ou alcool pouvant
les expliquer. Mais « quelque chose » dont la
définition philosophique est discutée, empêche
l'envol de ces idées et les réfrène dès qu'elles se
trémoussent. Nous appellerons ce « quelque chose »
le *moi*. Cette chose existe. Elle est. Il n'y a que
sa définition qui n'*est* pas encore. Aussi ne tenons-
nous pas plus particulièrement au mot *moi* qu'à
un autre. Nous ferons simplement remarquer que
c'est le mot accepté par la plupart des philosophes.

Le *moi* est donc le frein des délires passagers
qui traversent l'esprit le plus calme comme des
nuages en un ciel d'été.

On comprendra son rôle, sous cette phrase de
Griesinger : « Les idées se transforment d'autant
plus facilement en actes, qu'elles sont plus fortes
et plus persistantes ; c'est pour cela que les idées
les plus fortes finissent par passer enfin forcément
en actes. Heureusement l'activité intellectuelle
veille à ce que toute perception n'atteigne pas ce
degré d'intensité. En effet, en vertu de la loi de
l'association des idées, celles-ci s'attirent par leur
contraste, elles en appellent d'autres, analogues
ou contraires, mais ayant trait au même sujet, et
il se produit un conflit dans notre conscience.
Tout le complexus d'idées qui représente le *moi*
est mis en jeu. »

Les idées fugaces et peu dessinées sont facilement
oubliées, d'autres sont corrigées, affaiblies ou for-
tifiées par le *moi*.

« Quand une idée insolite, bizarre ou criminelle,
se traduit en mouvement, en acte et que cette idée
est contraire à certaines idées habituelles (honneur, conscience, sentiments affectifs, crainte de
la loi et de la justice, etc..., au *moi*, à la personnalité morale pour tout dire) l'acte peut avoir été
commis ou parce que l'idée à son point de départ
a été trop forte, ou que les complexus d'idées
habituelles qui devaient s'y opposer, ont été trop

faibles pour que l'impulsion ait pu être réprimée. »
(Jacoby).

Voici qui résume admirablement bien des problèmes philosophiques sur le *moi* et la liberté.

« Le conflit de l'impulsion et du *moi*, qui a lieu dans l'homme à l'état normal se juge en dernière analyse par le *moi,* et constitue ainsi la *liberté* de l'homme. Ordinairement l'homme n'est pas libre ; il ne l'est qu'autant qu'il lui vient une masse d'idées bien coordonnées qui constituent un noyau solide, le *moi*. L'enfant n'est pas libre, parce que son *moi* n'est pas encore assez énergique pour mettre en lutte des complexus d'idées fortement enchaînées. » (Griesinger).

L'éducation qui dans certaines circonstances est assez forte pour s'opposer à l'hérédité, l'éducation a pour but de fortifier, de développer le *moi*. La volonté par exemple n'étant qu'une série de volitions coordonnées, l'éducation essaie de créer cette série coordonnée et peut donner au sujet l'habitude de vouloir logiquement et énergiquement.

Tous les aliénistes, surtout après Esquirol, ont insisté sur ce fait que le phénomène prédominant dans les maladies mentales est un affaiblissement du *moi*, « tant intellectuel que moral, une sorte de paralysie, d'engourdissement psychique ».

Fabret, dans ses *Leçons cliniques,* l'a bien montré.

L'âme engourdie est, comme on l'a dit, une
« âme vide ». Toute idée apparue suffit à la rem-
plir et s'impose.

Elle s'impose d'autant plus que le *moi*, c'est-à-
dire « la totalité des complexus d'idées inculquées
par l'éducation, imposées par la vie, et qui constituent la personnalité morale de l'homme », est
embryonnaire, affaibli et ne saurait jouer son
rôle modificateur.

C'est ainsi qu'apparaissent les impulsions, les
obsessions. Esquirol cite l'observation d'un prêtre
qui avala par mégarde un cachet de lettre ; un de
ses amis lui dit en riant : « Vous avez les boyaux
cachetés ». Cette idée s'empare de l'imagination
du prêtre. Il refuse la nourriture convaincu qu'elle
ne peut passer. Marcé, dans son *Traité pratique*,
rapporte le fait du sergent Bertrand qui, ayant
assisté par hasard à un enterrement, fut pris d'un
désir violent et instinctif de déterrer le cadavre,
et accomplit son projet dès le soir même. — La
vue d'un incendie donne naissance à une impulsion
pyromaniaque. » (Fabret).

Il ressort des travaux de Brierre de Boismont
(*Ann. médico-psychol., 1863*), de Baillarger, de
Delasiauve, que de grands criminels ou de célèbres
héros ont un rôle considérable sur les actes des
fous. Ils déclanchent l'idée que le *moi* engourdi
ne sait arrêter... On voit des séries de suici-
des identiques, des épidémies de folies religieu-
ses, etc...

Un des plus curieux exemples est celui-ci :

En février 1864, un soldat du 3ᵉ bataillon de la légion étrangère, en résidence à Sidi-bel-Abbès, se tire volontairement un coup de fusil dans le poignet. Treize autres se mutilèrent de la même manière dans l'espace de vingt jours. De plus, huit soldats d'un autre bataillon suivirent le même exemple.

Moreau (de Tours) a magistralement décrit dans son travail : « *Du Hachisch et de l'aliénation mentale* », l'état psychique misérable de l'homme que le moindre vent secoue comme une feuille, mauvaise étoffe qui oscille et s'effiloche : « L'affaiblissement du moi intellectuel et affectif produit dans la volonté, dans les instincts, un tel relâchement, que nous devenons le jouet des impressions les plus diverses. *Nous tournons à tout vent.*

Il dépendra des circonstances dans lesquelles nous nous trouverons placés, des objets qui frapperont nos yeux, des paroles qui arriveront dans nos oreilles, de faire naître en nous les passions les plus opposées, et quelquefois avec une violence inaccoutumée ; car de l'irritation on peut passer rapidement à la fureur, du mécontentement à la haine et à des désirs de vengeance. La crainte devient de la terreur, le courage un emportement que rien n'arrête et qui semble ne pas voir le danger, le soupçon le moins fondé peut devenir une certitude. L'esprit est sur la pente de l'exagération en toutes choses; la plus légère impulsion manque rarement de l'entraîner ».

Cet affaiblissement du *moi* est presque fatal chez les rois à qui *« tout est permis et envers tous »*, comme le disait le césar Caïus Caligula :

Rex lex loquens, lex rex mutus.

Sénèque fait dire au césar : « Entre tous les mortels, je suis l'élu des dieux, l'homme de leur choix pour les représenter sur la terre ».

Le roi des Romains est *l'élu des dieux ;* le roi des Juifs et des Chrétiens, *l'oint du Seigneur ;* le roi des Orientaux, *l'ombre de Dieu sur la terre.*

Le peuple russe clame ou plutôt clamait : « Dieu est le tzar du ciel, le tzar est Dieu de la terre ».

L'inflexible loi n'est que son vain caprice.
(BARBIER. — *Iambes.*)

Toute impulsion d'un tel homme est donc bonne, et s'il la jugeait mauvaise lui-même, les courtisans se chargeraient de la lui faire vite retrouver parfaite. Le peuple ne compte plus pour ce Dieu. Rois et reines déclarent des guerres pour des riens.

Une effigie de médaille cause la guerre de Hollande. Les plus somptueuses bêtises lâchées par des bouches royales deviennent de profondes pensées. On reste pétrifié d'admiration devant le : « Il n'y a plus des Pyrénées... L'Etat, c'est moi... » ou le « J'ai failli attendre », de Louis XIV.

A notre époque de socialisme on s'esbaudit pareillement. Les lèvres lymphoïdes d'un royal adénoïdien espagnol ont à peine paru dans Paris que le peuple dit le plus spirituel de la terre s'égosille en maniaques hourras.

Les journaux politiques les plus rouges nous entretiennent pendant de longues semaines d'une grossesse royale...

Le nouveau-né vagit à peine qu'on le nomme colonel et qu'on installe dans son régiment un lit inoccupé dit le « lit de l'infant ».

Il suffit qu'un prince de Galles mette un jour un de ses gants avec la manchette retournée pour que cette inattention princière devienne la dernière mode.

« Jette-t-il un regard de désir sur une femme, elle dénoue déjà sa ceinture. » (Jacoby).

Aussi, les impulsions des rois, jamais réprimées, se développent-elles comme des fleurs sur un sol pourri... Napoléon a une sensibilité impulsive plus marquée que celle de Bonaparte... et le pouvoir absolu augmente son déséquilibre.

Chaque idée devient une secousse interne qui, spontanément et tout de suite, tend à se transformer en acte.

« L'Empereur désire en concevant; sa pensée devient une passion en naissant. » (L'abbé de Pradt).

Parfois, l'éruption est si prompte que la répression n'arrive point à temps. Bourrienne raconte

sur lui cette anecdote : Un jour, en Égypte, ayant
à dîner plusieurs dames françaises, il a fait asseoir
à ses côtés une jolie personne dont il vient de
renvoyer le mari en France; subitement, il ren-
verse sur elle une carafe d'eau, comme par mégarde, et, sous prétexte de réparer le désordre de
la toilette mouillée, il l'entraîne avec lui dans son
propre appartement; il y reste longtemps, trop
longtemps, tandis que les convives assis à table
autour du dîner suspendu, attendent et se regar-
dent.

Un autre jour, à Paris, vers l'époque du Con-
cordat, il dit au sénateur Volney : «La France
veut une religion ». Volney sèchement et libre-
ment, lui riposte : « La France veut les Bourbons».
Sur quoi, il lance à Volney un tel coup de pied
dans le ventre que celui-ci tombe sans connaissance et que, transporté chez un ami, il y reste
malade, au lit, pendant plusieurs jours.

Voici ce que l'Empire, l'autorité absolue, la faculté de tout faire et de tout dire d'une manière
impulsive ont fait d'un homme, prédisposé il est
vrai.

« Nul homme plus irritable et si vite cabré;
d'autant plus que souvent il lâche exprès la bride
à sa colère... Presque toujours chez lui l'impres-
sion se confond avec l'expression, le dedans dé-
borde dans le dehors, son geste lui échappe et
part comme un coup. A Saint-Cloud, surpris par
Joséphine en flagrant délit de galanterie, il s'élance

sur la malencontreuse interruptrice de telle façon
qu'elle a juste le temps de s'enfuir... Voilà son
premier mouvement, son geste instinctif, foncer
droit sur les gens et les prendre à la gorge. »
(Taine).

L'influence dissolvante du pouvoir sur la personnalité morale a été admirablement décrite par
Jacoby dans son livre sur « *la sélection chez
l'homme* ».

« Tout est permis au roi, tout lui est licite, il a toujours raison, il n'entend jamais critiquer ses actes,
contredire ses paroles ; il ne peut pas mal faire, dit
le droit, répètent sur tous les tons les courtisans.
Et il finit par croire réellement que tout ce qu'il
fait est bien, par cela seul qu'il le fait ; il est fata-
lement condamné à perdre la notion du bien et du
mal. Sa conscience se réveille-t-elle par moments ?
On s'empresse de l'endormir, on s'empresse de cal-
mer ses scrupules, on s'ingénie à justifier ses actes. Ses désirs ne trouvent jamais d'opposition, ne
rencontrent jamais de refus, et comme son entou-
rage l'a déjà débarrassé du frein moral que chaque
homme s'impose plus ou moins soi-même, il finit
par être impuissant à les maîtriser. Il n'a jamais
affronté un danger, éprouvé de douleur physique,
de privation, on lui a inculqué le culte, culte de
sa personne sacro-sainte ; il deviendra nécessaire-
ment égoïste et lâche. Jouet de ses instincts, esclave de ses penchants et de ses désirs, étranger
au sentiment de la honte, comme à celui de la

pudeur, il étale avec un cynisme naïf aux yeux du
monde toute sa personnalité, ses plus vilaines actions, comme ses instincts les plus brutaux : gour-
mandise, sensualité, paresse, colère, etc. N'ayant
jamais été forcé de se contenir, n'ayant jamais
rencontré d'opposition, il est aussi impuissant à se
maîtriser qu'incapable de lutter contre les obsta-
cles et les vaincre. Ses désirs ayant toujours été
immédiatement satisfaits, il ne sait ni désirer
énergiquement, ni supporter patiemment un refus
ou même un retard. N'ayant jamais entendu de
contradiction, un *non* l'irrite et le déconcerte.
Pénétré du culte de sa personne, il sera lâche devant la douleur, cruel, et sans pitié pour celle des
autres. Il sera emporté, brutal peut-être, mais sa
volonté est faible et sans consistance ; une opposition, un obstacle l'irritent, mais il ne sait pas
vouloir énergiquement pour lutter et les vaincre.
Accessible à toutes les suggestions, il est en même
temps rebelle à toute influence sérieuse et continue.

L'influence du pouvoir sera bien entendu d'autant plus importante que l'hérédité d'un roi est
plus chargée.

Jacoby a formulé ainsi cette influence :

« Le pouvoir, par son influence morale sur la
personnalité, doit produire dans la vie cérébrale
un trouble fonctionnel dont la nature et le caractère sont identiques à ce que nous trouvons au

début des maladies mentales et des affections nerveuses graves. »

Pline rapporte que les Romains donnaient le même Dieu tutélaire, *Fascinus*, aux enfants, aux empereurs et aux triomphateurs; son image attachée au char triomphal devait préserver des entraînements de l'orgueil et des aberrations d'esprit qui en sont les suites.

ANTÉCÉDENTS HÉRÉDITAIRES DE CHARLES VI

Hérédité paternelle

Le père de Charles VI fut Charles V.

Antécédents physiologiques :

Presque tous les historiens ont décrit Charles V comme un dégénéré maladif.

« Charles était né vieux ; il avait de bonne heure beaucoup souffert. De sa personne il était faible et malade. Il ne chevauchait guère, etc... » (Michelet, *Hist. de France*).

« Faible de corps et de caractère, il ne parut l'épée à la main qu'au champ de Maupertuis et depuis cette honteuse journée, etc... » (Lavallée, *Hist. de France*).

« Faible et maladif, il vivait renfermé dans son hôtel Saint-Pol. » (V. Duruy, *Hist. de France*).

« Le dauphin Charles était un jeune homme de dix-huit ans, grand, pâle, l'air maladif ; il avait peine à tenir une lance et n'avait pas de goût pour la guerre. » (Corréard, *Hist. de France*).

Auguste Brachet, rapportant le portrait qu'en fit Christine de Pisan, dit que les historiens ont dû exagérer un peu « assez barbu estoit, et et un peu les os des joes hauls, le poils ne blond ne noir, la charneure clere brune, mais la chiere et assez pale, et croy que ce, et ce qu'il estoit moult maigre, lui était venu par accident de maladie et non de condicion propre ».

Il chasse au faucon et même à courre.

Or la chasse à courre est un sport très violent.

Cet amour des chasses est assez en désaccord avec l'opinion des historiens sur sa santé.

De même tous les historiens l'ont décrit comme lâche alors que Christine de Pisan lui reconnait une combativité naturelle qui prit fin *brusquement, en 1365, à la suite d'une maladie qui laissa le roi paralysé du bras droit.*

Les historiens qui décrivent la faiblesse et la lâcheté du roi n'auraient raison, dit Brachet, que pour l'âge mûr. Il aurait été normal pendant sa jeunesse et ce fut une maladie qui le transforma.

« Mais, depuis le temps de son couronnement, luy estant en fleur de jeunesse, et une très grieve et longue maladie, à quel cause lui vint je ne sçay ; mais tant en fu affaiblis et débilité, que toute sa vie demoura très pâle et très maigre, et sa complexion moult dangereuse de fièvres et de froidure d'estomac : et avec ce, luy remaint de ladicte maladie la main destre si enfiée, que pesant chose lui eust été non possible à manier ; et convient le demourant de sa vie, user en dengier de medecins. » (Christine de Pisan).

Système nerveux

Fonctions Sensorielles : *Vision*. — Il aurait été myope. Dans l'inventaire du mobilier du roi on trouve : « *item*, deux bésicles, dont l'un a le manche de boys ». (Labarthe).

Audition. — Sensibilité musicale très développée. « De musique qui est la science des sons accordés par notes minimes le roy Charles entendait tous les poins si entièrement que aucun ne luy peut être mucié. » (Christine de Pisan).

Fonctions génésiques. — Marié à treize ans, précocité sexuelle analogue à celle de son père Jean le Bon qui fut père à quinze ans.

Il mène jusqu'à vingt-sept ans, c'est-à-dire jusqu'à son avènement, une vie de débauches.

Antécédents pathologiques :

Il eut une première maladie vers 1357 (Froissart) qui lui laissa une fistule brachiale :

Alopécie et onyxis consécutifs à une maladie aiguë et apparition d'une fistule au bras gauche qui « altère gravement la fonction du membre et qui disparaît en 1389 ».

« Tout li cheviel dou chef il cheïrent et toutes les ongles des mains et des piés, et devint ossi secks que uns bastons..... Il porta une pistoulle vint et trois ans, laquelle cose par plusieurs fois l'avait mout eshidé. » (Froissart).

Guy de Chauliac, en 1363, dans sa *Grande Chirurgie* et avant lui Henri de Mondeville, chirurgien de Philippe le Bel, dans sa *Cyrurgia*, distinguent très nettement la *fistule* du *cautère*.

La fistule est pour eux un *ulcère naturel* non entretenu artificiellement comme l'ulcère causé par le cautère comme moyen de thérapeutique.

Cette remarque est importante parce que certains auteurs ont cru que le roi avait une *fistule curative*, un *cautère*.

« Depuis vingt-trois ans il portait, par l'ordonnance d'un médecin allemand, un cautère au bras. » (Sismondi).

« La fistule ou cautère semblerait indiquer que le médecin de l'empereur sauva le roi d'une phtisie. » (H. Martin).

Friedrich Bird dans sa *Geschichte der Geisteskrankheit Carls VI*, parue dans l'*Allgemeine Zeitschrift für Psychiatrie*, commet la même erreur.

Auguste Brachet pense que Charles V eut une fièvre typhoïde.

La chute des ongles et l'alopécie, liés aux troubles de la nutrition générale, sont des signes communs à la plupart des pyrexies infectieuses. Lallier, Hutinel ont noté la chute des ongles dans la fièvre typhoïde. L'alopécie des fièvres infectieuses était déjà notée des médecins du moyen âge. « *Casus capillorum est fluxus capillorum paulatinus sine humoris vitio... sicut in nimis jejunantibus, et extenuatis, et in fine febrium acutarum* », écrivait Bernard de Gordon à la fin du treizième siècle.

« La constitution subséquente du trajet fistuleux indiquerait plutôt la dothiénentérie (on sait la prédilection du bacille typhique pour le tissu osseux et pour la moelle osseuse. » (Brachet).

(Voir dans les *Archives provinciales de Médecine*, de mai 1900, l'article de M. le Dr Tapie sur les manifestations osseuses de la fièvre typhoïde.)

Le moyen âge, lui, avait tout simplement classé la royale fistule dans les manifestations scrofuleuses, ce qui ressort du traitement « nettement antiscrofuleux, soit pharmaceutique, soit hagiothérapeutique. » Le roi invoquait d'ailleurs les saints spécifiques de la scrofule : saint Cosme et saint Damien.

Charles V eut une seconde maladie vers 1366. Cette maladie aurait été la goutte à laquelle il offrait un terrain prédisposé et par

son père : érythème noueux des rhumatisants ;
petit-fils de goutteux et d'apoplectiques ;
et par :
sa mère : frère mort de cachexie goutteuse ;
grand-père graveleux :
et par :
son oncle : mort de cachexie goutteuse ;
et par :
son frère : soupçonné de goutte.

Il eut, en effet, une déformation articulaire et de l'impotence chronique de la main droite. « Et avec ce lui remaint de la dite maladie la main destre si enflée que pesant chose luy eust esté non possible à manier. » (Christine de Pisan).

Incisions pratiquées entre les doigts dans le but de diminuer l'œdème. Sensation chronique de froid dans la même main quelle que fut la saison et persistant malgré tous les traitements.

Il présente aussi de la « froidure d'estomac », c'est-à-dire dans la terminologie galénique dyspepsie flatulente.

« L'estomach est comme quelque despence et garde-manger commun à toutes les parties, constitué au milieu

3

de l'animal, selon Galen au quatriesme livre de *L'Usage*. Son action est de digérer par la *chaleur de la propre charnure de son fonds,* comme dic Avicenne. » (Guy de Chauliac : *Grande chirurgie*).

Charles V fit plus tard de la cachexie goutteuse (Voir *Christine de Pisan*, Brachet), et il mourut d'une aggravation subite de la maladie, crise fréquente chez les goutteux viscéraux.

Il meurt avec des phénomènes asystoliques, le pouls passant à l'état de *pulsus formicans.*

Les deux ou trois jours qui précèdent sa mort, Charles V délire; il aurait eu, d'après Brachet, une loquacité qui « présente tous les caractères du *délire cardiaque* ».

Du côté paternel, Charles VI est fils de goutteux. Tempérament arthritique qui se panache si souvent de tempérament nerveux pour former le tempérament *neuro-arthritique.*

De plus, son père présentait des dispositions à *délirer*. C'était aussi un mélancolique.

La « cause des causes » de la folie, l'hérédité, commence donc à s'ébaucher très nettement, et l'action dissolvante du pouvoir s'exerçant sur ce terrain prédisposé, deviendra une cause occasionnelle dont l'action se fera facilement sentir.

Si nous mettions de la méthode, du raisonnement et, oserions-nous le dire, des mathématiques, dans la médecine qui est ou qui deviendra une science exacte, nous dirons que l'équation mentale de Charles VI commence à se poser.

Hérédité Maternelle

1° *Mère*. — JEANNE DE BOURBON (1338-1378), fille de Pierre Ier de Bourbon et d'Isabelle de Valois. Epouse (1350) son cousin Charles de Normandie (depuis Charles V, roi de France).

Anamnèse héréditaire de la Mère

1° **Anamnèse paternelle** : *Père*. — PIERRE DE BOURBON (tué à Poitiers) 1311-1356. Pas de renseignements biologiques.

Grand-père. — LOUIS DE BOURBON (1279-1341), dit le Grand et le Boiteux. Connu par sa lâcheté. Il s'enfuit à la bataille de Courtrai.

Grand'mère. — MARIE D'AVESNES. Petite-fille de Jean d'Avesnes.

Arrière-grand-père. — ROBERT DE CLERMONT. Fou. En 1279, Robert, alors âgé de vingt-trois ans, est frappé d'aliénation mentale consécutive à un traumatisme crânien. « Dans un tournoi donné en l'honneur du prince de Salerne, Robert, *malleorum ictibus super caput pluries et fortiter percussus, vexatione cerebri intonitus* » tomba « *in amentiem perpetuam* » (Guillaume de Nangis, cité Philippe III).

Si nous consultons les statistiques de la chirurgie de guerre au point de vue de la folie traumatique, nous voyons que le trauma joue simplement le rôle d'agent provocateur et qu'ici, comme toujours, la cause occasionnelle est inversement proportionnelle à la cause prédisposante. Tandis qu'un choc cérébral léger déterminera chez l'un une vésanie incurable, chez un autre un violent traumatisme crânien (coup de crosse de fusil, coup de sabre, etc.) laissera le patient indemne au point de vue mental.

Les coups de masse d'armes sur la tête n'eussent pas suffi a faire éclater la folie chez Robert de Clermont si la tare nerveuse héréditaire n'avait, depuis longtemps, préparé un terrain favorable.

Arrière-grand'mère. — BÉATRICE DE BOURBON, fille de Jean de Charolais et d'Agnès de Bourbon. Epouse en 1272 Robert de Clermont. Meurt en 1310.

Anamnèse maternelle. — ISABELLE DE VALOIS, fille de Charles de Valois et de sa troisième femme, Mahaud de Châtillon. Epouse en 1337 Pierre Ier duc de Bourbon. Meurt en 1383. Pas de renseignements biologiques.

Père. — CHARLES DE VALOIS. Goutteux et apoplectique et frère d'apoplectique.

Mère. — MAHAUD DE CHATILLON. Pas de renseignements.

Anamnèse collatérale. — Le frère de JEANNE, le duc LOUIS II DE BOURBON (1337-1410), bizarre ; mort mélancolique, fou.

Mère de Charles VI : **Jeanne de Bourbon**
(1338-1378).

Tempérament lymphatique. « En ce temps avait ens
ou royaulme de France vug moult vaillant et saige médecin... Celluy, médechin, demourait pour le temps en
la cité de Laon (la faisait-il plus voulentiers sa résidence
que ailleurs), et estoit nommé maistre Guillemme de
Harselly. Quand il sceut premièrement les nouvelles de
l'accident du roy et par quelle incidence il estoit cheu
en maladie, il dist ainsi, car il cuidait assés bien
congnaistre la complection du roy : « Cette maladie est
venue au roy de tourble. Il tient trop de la *moisteur*
de la mère. » (Froissart).

Fonctions génésiques. — Parturition toujours labo-
rieuse. On trouve dans « l'inventaire du mobilier » la
« Pierre sainte », pierre à laquelle on attribuait des pro-
priétés antiabortives ou anticonvulsives (dans l'éclampsie) (Brachet). Elle mourut de cause puerpérale.

« Après ce que l'empereur se fut parti du roy de
France son nepveu où il avait eu moult riche feste et
noble, la royne de France accoucha d'enfant et oult une
fille dont elle mourut. De quoy ce fut pitié. Le roy de
France en fit grand deuil. » *(Chronique des quatre premiers Valois.)*

Etat psychique. — En 1373, alors que rien n'avait fait
prévoir cette crise, Jeanne, âgée de 35 ans, est frappée
d'aliénation mentale, pendant près d'un an.

« La royne fut malade par ung *caraul* ou *empoisonnement* si qu'elle en perdi son *bon sens* et son bon *me-
more*. » (*Chronique des quatre premiers Valois*).

Dans les chroniqueurs il semble bien qu'elle eut le
même genre de folie que son fils.

On dit du roi : « Le roy n'est pas en son *bon sens...* il
devint ainsi comme hors *de sa bonne mémoire*. » (Monstrelet. Comme d'elle, les chroniqueurs diront du roi « il
fut *empoisonnes* ou *encaraudes*. »

Thérapeutique. — Pèlerinages et invocations aux saints
spécifiques. On consulte une bonne dame de La Rochelle
que Charles V paie cent francs d'or. « Cent frans d'or
donnez à la bonne femme de La Rochelle. » (*Mande-
dements de Charles V* : 23 décembre 1377).

Hérédité collatérale de Charles VI

On ne connait guère que Louis d'Orléans (né en 1372, assassiné en 1407), qui fut une physionomie très brillante. Excès génésiques et débauches,

«Je tieng, de la plus grand jusques à la plus petite qui soit au monde, que elle ne se plaint de moy. Se j'ay aimé et on m'a aimé, ce a faict amours; je l'en mercie; je m'en répute bien eureux».

« Le duc d'Orléans, esclave dévoué de la déesse Vénus, avait reçu du même religieux un anneau dont le contact avait la vertu de fasciner toutes les femmes et de les soumettre sans obstacle à ses désirs impurs. Il en faisait usage, même dans la semaine sainte, pour mieux insulter le Créateur ».

A la prédisposition paternelle s'ajoute maintenant la prédisposition maternelle, si développée que la première devient accessoire.

Le grand-père maternel est efféminé, l'arrière-grand-père devient fou à la suite d'un traumatisme, enfin, le frère de la mère est mélancolique, nettement fou.

ANAMNÈSE DE CHARLES VI
(1368-1392)

___

Antécédents physiologiques:

Habitus extérieur. — Il était robuste.

« Sa taille, sans être trop grande, surpassait la moyenne ; il avait des membres robustes, une large poitrine, un teint clair, les joues couvertes d'une barbe naissante, des yeux vifs ; son nez n'était ni trop long ni trop court ; l'ensemble de sa figure était embelli par une chevelure assez blonde, que dans l'âge mûr il avait coutume de ramener du sommet de la tête sur le front, parce qu'il n'aimait pas à laisser voir qu'il était chauve. Aux grâces de sa personne se joignait une grande force de corps, et la nature semblait lui avoir prodigué ses dons d'une main généreuse. On remarquait en lui toutes les heureuses dispositions de la jeunesse : fort adroit à tirer de l'arc et à lancer le javelot, passionné pour la guerre, bon cavalier, il témoignait une impatiente ardeur toutes les fois que les ennemis le provoquaient par leurs attaques. Enfin, il montrait, de l'aveu de tous, une rare habileté dans tous les exercices militaires. Il se mêlait souvent aux tournois et autres jeux militaires, dont ses prédécesseurs s'abstenaient dès qu'ils avaient reçu l'onction sainte. » *Relig. de saint Denis*, I. 563).

Il a hérité du tempérament lymphatique de sa mère. « Il tient trop de la *moisteur* de sa mère » (Guillemme de Harselly).

Très excitable et hyperémotif. Brachet dit qu'il y avait chez lui « absence d'inhibition sur ses réflexes. »

Fonctions génésiques précoces.

« Dont une foiz rapporté au roy (Charles V) que un chevalier de sa court, jeune et jolis pour le temps, avait le dauphin instruit à amours et vagueté ; le roy pour cette cause, le chaça et deffendy sa présence et celle de sa femme. » (Christine de Pisan).

Il fit des excès sexuels.

« Les appétits charnels auxquels il se livrait, dit-on, contrairement aux devoirs du mariage, ne lui permettaient pas de douter qu'il n'eut hérité de la malédiction qui avait frappé le premier homme de sa race perverse. Toutefois, il ne fut jamais pour personne un objet de scandale ; jamais il n'usa de violence. » *(Relig. de Saint-Denis)*.

Antécédents psychiques :

On peut relever quelques stigmates de dégénérescence.

Il aurait été assez inintelligent et sa crédulité était extrême... Les historiens le font bon, prodigue et faible.

« Où son père eût donné cent écus, il en donnait mille. » *(Relig. de Saint-Denis)*.

Il épuisa entièrement le trésor royal.

Etant roi, il demeura toujours puéril... Il aima toujours d'une manière extrême les déguisements même les plus enfantins.

Antécédents pathologiques :

Brachet n'en connait aucun « à moins, dit-il, qu'on ne prenne pour une maladie l'indication que je trouve dans *Arch. Nat.*, KK. 48, f° 169 : « A Jehan de Verdy, varlet de garde-robe du roy, notre sire, pour avoir rappareillé fourrures de deux longues houppelandes pour le dit seigneur qui estoient souillées d'onguments pour ung clou qu'il avait en la fesse et y avoir mis du gris en l'une et du menu vair en l'autre ». (1387).

La Maladie (1392-1422)

Après un séjour à Amiens, en mars-avril 1392, où il traita avec des princes anglais :

« *Mense autem aprilli tractabatus de pace inter reges*», il tomba « en fièvre et en chaude maladie » (Froissart).

« Environ l'Ascension, retourna le roy de France à Paris en bon point et en bon estat et se logea en son hostel, à Saint-Pol. » (Froissart).

Cette première maladie fut «tant angoisseuse qu'il en perdi les ongles et les cheveux pour la greigneur partie. » (Monstrelet).

La «*chaude maladie*» dont parle Froissart était le *chaud mal* du moyen âge qui signifiait *convulsions* (épilepsie, éclampsie).

« Ce mal est dit *chaud* par l'idée qu'à la convulsion (épileptique, méningitique, etc.) est lié un état congestif du cerveau.

La locution est d'origine médicale hippocratique et dérive de l'axiome hippocratique : *l'apparition de la convulsion dans les fièvres est un signe funeste.*

Au quatorzième siècle on faisait de la médecine de *symptômes* comme nous faisons de la médecine de lésions, et l'expression *chaud mal* désignait les *convulsions*, quelle que fut leur origine ou leur cause, épileptiforme, méningitique, etc... *Chaud mal* est donc un symptôme d'ordre

moteur et non pas, comme le croit le professeur Bris-
saud, un degré de chaleur de plus ; c'est un épiphéno-
mène, et désigne les convulsions au sens générique.
Suivant les cas, cette expression pouvait s'interpréter
par l'*épilepsie*, l'*hystérie*, l'*éclampsie puerpérale*, les *convulsions* qui accompagnent fréquemment les maladies
infectieuses, etc. » (Auguste Brachet).

Dans cette phrase « Les femmes de Mme de Bourgogne
ont été toutes malades du *mal chault* » (Lettres de
Louis XI) l'expression *mal chault* veut dire *hystérie*.

Froissart dit de Charles VI qu'il eut « chaud mal » et
« fièvre ». Il eut aussi de l'alopécie. De plus, il y eut à ce
moment une épidémie. Aussi a-t-on dit que Charles VI
eut alors « une fièvre typhoïde à forme convulsive ».

Or, nous savons le rôle que peut jouer la fièvre typhoïde dans les psychoses.

De nombreux travaux parus récemment sur cette ques-
tion ont bien montré l'action parfois funeste de la fièvre
typhoïde sur le pallium.

La convalescence de Charles VI était à peine terminée
lorsque éclata la cause occasionnelle de sa folie. Il che-
vaucha alors qu'il était mal remis de sa maladie.

« *Encoires n'estoit-il pas bien ferme de santé*, comme
ses médechins qui en cure et en garde l'avoient, main-
tenoient ; mais il s'en alloit de si grant voulenté que
il disoit qu'il estoit en assés meilleur point qu'il ne fuist.
Tout ce faisoit-il pour émouvoir et mettre ses gens en
chemin, car encoires estoient ses deux oncles (Berry et
Bourgoingne), et moustroient bien que ce voyage leur
pesoit et que point voulentiers ils n'y aloient. Si avoient-
ils fait leur mandement, car pour leur honneur il leur
convenoit d'obéir. » (Froissard).

Malgré tous les conseils, Charles VI se surmena et

prépara admirablement son terrain à l'éclosion de sa
folie.

« En la cité du Mans séjournèrent les seigneurs plus
de trois septmaines, car le roy n'était mie en point de
chevauchier et estoit tout fiévreux, et disoient ses
médecins, à son frère et à ses oncles : « On fait le roy
« travailler ; mais certainement il n'en euist que faire,
« car il n'est point en estat pour chevauchier. Le repos
« lui vauldrait assés mieulx ; car, depuis que il se party
« d'Amiens où les parlemens furent, il ne fut en si bon
« estat comme il estoit en-devant. »

« Les oncles du roy remonstrèrent tout ce au roy et à
son conseil, car pour les médechins le roy n'en voulait
riens faire, mais disoit pour la grant affection que il
avoit d'aler en Bretaigne : « Je me treuve, respondit-il à
« ses oncles, assés en meilleur point en chevauchant et
« travaillant que en séjournant. Qui me conseille le
« contraire il ne me conseille pas à ma plaisance, et si
« ne m'ayme pas bien. » Aultre response on ne povoit
avoir du roy. Tous les jours on estoit en conseil jusques
à nonne et oultre, et vouloit le roy tondis estre ou mylieu
du conseil affin que nuls ne peuist mettre empeschement
de non aler avant en ce voyage de Bretaigne. » (Froissart).

La Cause provocatrice

Les premiers signes de psychose apparurent chez Charles VI, du 1ᵉʳ au 5 août 1392, pendant son séjour au Mans.

Le 5 août, il eut, dans la forêt du Mans, l'accès de manie aiguë si célèbre. Nous empruntons au texte du *Relig. Saint-Denis* la description de ce fait historique si connu :

« J'étais alors au camp. En songeant à tout ce qu'un pareil malheur avait de cruel, j'aurais volontiers laissé tomber la plume de mes mains, pour ne point transmettre ce souvenir à la postérité. Mais il est de mon devoir de raconter tous les événements de ce règne, quels qu'ils soient, heureux ou malheureux.

« Dès les premiers jours d'août, le roi avait commencé à donner des signes de démence par des propos insensés et par des gestes indignes de la majesté royale. Le 5 du mois, malgré les représentations de ses oncles et de ses parents, il fit publier, par la voix du héraut et à son de trompe, l'ordre de prendre les armes; il sortit de la ville armé de pied en cap, à la tête des troupes. Mais à peine était-il arrivé jusqu'à la léproserie, qu'un misérable, couvert de haillons, vint à sa rencontre et lui causa une vive frayeur. Malgré les efforts que l'on fit pour éloigner cet homme par les menaces et la terreur, il suivit le roi pendant près d'une demi-heure, en lui

criant d'une voix terrible : « Ne va pas plus loin, noble
« sire, car on te trahit ! » L'imagination du roi, déjà
troublée, lui fit ajouter foi à ces paroles, et un nouvel
incident acheva d'égarer son esprit. Un des hommes
d'armes qui chevauchaient à ses côtés, se trouvant trop
pressé par la foule, laissa tomber à terre son épée. Au
bruit du fer, le roi fut saisi tout à coup d'un accès de
fureur ; dans son égarement il tira son épée du fourreau
et tua cet homme. En même temps il donna de l'éperon
à son cheval, et pendant près d'une heure entière il fut
emporté de côté et d'autre avec une extrême rapidité,
en criant : « On veut me livrer à mes ennemis ! » et en
frappant ses amis aussi bien que les premiers venus.
Tout le monde fuyait devant lui comme devant la foudre.

« Pendant cet accès de fureur, le roi tua quatre hommes ; entre autres un fameux chevalier de Gascogne,
nommé de Polignac, qui était bâtard. Il aurait causé de
plus grands malheurs si son épée ne se fut brisée. Alors
on l'entoura, on l'attacha sur un chariot et on le ramena
au Mans, pour lui faire prendre un peu de repos. Ses
forces étaient tellement épuisées, qu'il resta deux jours
sans connaissance et privé de l'usage de ses membres.
Bientôt son état empira, le corps commença a se refroi-
dir ; la poitrine seule conservait encore un reste de
chaleur et de vie qu'on distinguait à peine aux légers
battements de son cœur ; les médecins même déclaraient
que le roi allait mourir. Cette nouvelle plongea toute la
cour dans la désolation. Le duc de Bourgogne ne ces-
sait d'embrasser le corps du roi, qu'il croyait inanimé et
d'une voix entrecoupée de sanglots il s'écriait : « Mon
« bien aimé sire et neveu, je vous en prie, soulagez ma
« douleur par un mot seulement. »

On fit courir la légende d'un empoisonnement : *Deinde
potione amatoria in tantam prorupit insaniam ut
amentissimus factus est* ».

D'après Froissart « retourna le roi sur le temps d'hiver en bonne santé ». Il guérit, mais en apparence et pour le bon Froissart qui n'était pas un psychiatre.

Le terrible incendie du Bal des Sauvages le laisse absolument indifférent. Tout le monde s'enfuit, la reine s'évanouit...

Les historiens loin de remarquer *ce calme* important pour un psychiatre, trouvent dans l'incendie la cause de la rechute.

Monod dit : « Il faillit être brûlé dans un bal et tout espoir de guérison complète fut perdu. » *Hist. de France.*

Michelet écrit : « Une telle secousse ne pouvait manquer d'amener une rechute ».

Tous deux ont *supposé* que le roi fut ému. Ils ont oublié que « la *réaction émotive* est fonction de l'intensité de la représentation ». Or, cette intensité dépend de l'état mental, lequel varie depuis l'intégrité apparente de la folie circulaire, jusqu'à la *confusion mentale* chez les infectieux.

Or Charles VI était un infectieux.

D'autre part « chez le fou, soit guéri, soit rémittent, le *tonus* psychique est toujours très différent de ce qu'il était antérieurement à la maladie. Les réactions du système nerveux sont profondément différentes.

Il assiste impassible aux plus grandes catastrophes, incendies, naufrages et son manque de hâte à fuir le danger indique combien est faible chez lui l'émotion. »

En juin 1393 il eut une violente rechute dont voici dans l'histoire l'observation détaillée :

« Au dire des gens de savoir et d'expérience on ne pourrait trouver d'exemple d'une maladie aussi étrange et aussi surprenante que celle dont le roi fut atteint à

4

Abbeville. Il était dans toute la force et dans toute la
vigueur de la jeunesse, et les médecins assuraient que
l'état de sa santé était très satisfaisant, lorsque tout à
coup, vers le milieu de juin, il commença à donner,
comme auparavant, des signes de démence, et à se livrer
à des extravagances tout à fait indignes de la majesté
royale. On disait généralement que c'était l'effet des
sortilèges de quelques gens malintentionnés. Mais je ne
puis garantir la vérité de cette assertion.

Il n'avait point d'abord cessé de reconnaître ses amis,
ses familiers, les gens de la cour et tous les gens de sa
maison; il se souvenait même d'eux en leur absence, et
les nommait par leurs noms. Mais à la longue, son esprit
se couvrit de ténèbres si épaisses, qu'il oublia jusqu'aux
choses que la nature aurait dû lui rappeler. Ainsi, par
une bizarrerie étrange et inexplicable, il prétendait n'être
pas marié et n'avoir jamais eu d'enfants; il oubliait
même sa propre personne et son titre de roi de France,
soutenait qu'il ne s'appelait point Charles et n'avait point
pour armes les fleurs de lis. Lorsqu'il apercevait ses armoiries ou celles de la reine gravées sur sa vaisselle d'or
ou ailleurs, il les effaçait avec fureur.

« Je ne saurais dire combien était profonde la douleur
que l'auguste reine Isabelle éprouvait de l'état du roi.
Ce qui l'affligeait surtout, c'était de voir que toutes les
fois que, fatiguée de pleurer et de gémir, elle l'approchait
pour lui prodiguer les marques de son chaste amour, le
roi la repoussait en disant avec douceur à ses gens :
« Quelle est cette femme dont la vue m'obsède? Sachez
si elle a besoin de quelque chose, et délivrez-moi comme
vous pourrez de ses persécutions et de ses importunités,
afin qu'elle ne s'attache pas ainsi à mes pas ». De toutes
les femmes, madame la duchesse d'Orléans était celle
dont la présence lui était la plus agréable; il l'appelait
sa sœur bien-aimée et allait la voir tous les jours. Bien

des gens interprétaient en mal cette prédilection. Leurs soupçons, que rien ne me semble justifier, étaient fondés sur ce que, dans la Lombardie, qui était la patrie de la duchesse, on faisait plus qu'en tout autre pays usage de poisons et de sortilèges. Cette fatale et déplorable maladie dura jusqu'au mois de janvier, sans que toute la science des médecins put y apporter aucun remède. Ils ne parvinrent même pas à en découvrir la cause, malgré les nombreuses consultations qu'ils eurent entre eux à ce sujet ».

On suit les étapes de la folie dans l'écriture du roi. Delisle a à ce sujet examiné plus de cinquante signatures de Charles VI (*Une fausse lettre de Charles VI*. Delisle).

Cette rechute fut suivie de quarante-deux autres de 1392 à 1422.

Symptomatologie :

Charles VI eut des idées hypocondriaques et de négation.

Il disait qu'il était de verre, se bardait d'attelles de fer et défendait qu'on le touchât.

S'il apercevait ses armes et celles de la reine gravées ou peintes sur les vitraux ou sur les murs, il les effaçait en dansant d'une façon burlesque et obscène; il prétendait qu'il s'appelait Georges, et que ses armoiries étaient un lion traversé d'une épée... Il courait souvent çà et là dans son palais jusqu'à complet épuisement de ses forces.

Il eut de la *mégalomanie*.

Délire de la persécution : « Le roi conçut même tant de haine contre son médecin ordinaire, maître Renaud

Fiéron, qui avait entrepris sa guérison, qu'il le bannit et le fit chasser de Paris, en lui laissant toutefois tout le mobilier qu'il possédait, soit à Paris, soit ailleurs, et qui le rendait plus riche qu'aucun médecin des règnes précédents. » *(Relig. de Saint-Denis).*

Il n'a aucun soin de son corps et on est obligé de recourir à la force pour le nettoyer :

« Vers la fin de novembre 1405, messeigneurs les ducs décidèrent d'un commun accord, qu'on aviserait aux moyens de rendre la santé au roi et qu'on le contraindrait à se soumettre à des mesures de propreté qui pouvaient rendre plus efficaces les remèdes employés pour sa guérison.

D'après le conseil d'un habile médecin, les serviteurs ordinaires du roi sortaient chaque jour de sa chambre à nuit tombante, et il en entrait dix autres qui déguisaient leur voix et leur extérieur, afin de n'être pas reconnus. Ils parvinrent au bout de trois semaines à le déterminer par leurs conseils et leurs remontrances à se déshabiller pour se mettre au lit, à changer de chemise et de draps, à prendre des bains, à se laisser raser la barbe, enfin, à manger et à dormir à des heures réglées. Il y avait cinq mois qu'il se refusait à tout cela et déjà la crasse produite par des sueurs fétides avait fait venir des pustules sur plusieurs parties de son corps ; il était tout rongé de vermine et de poux, qui auraient fini par pénétrer jusque dans l'intérieur des chairs, si le médecin n'eut imaginé l'expédient dont nous venons de parler. » (*Relig. de Saint-Denis*).

Brachet rapporte, d'après Juvénal des Ursins, que dans un accès de folie, le roi avait introduit dans sa chair un morceau de fer qu'on n'en avait pas retiré et qui avait produit un ulcère infect.

Charles VI brise dans ses accès les objets qui sont à sa portée. Il les jette au feu. Il dilacère les étoffes.

Voici une note : « Pour la façon d'avoir deffourré et reffourré de même vair un long mantel à pigner de drap noir de Londres pour ledit seigneur, lequel a esté deffourré pour la penne qui estoit *toute desperité et desrompue* le 31 mai 1398 ».

Charles VI pressentait ses accès. Nous trouvons dans l'histoire ceci très nettement signalé :

« Juillet 1397... Dans le courant du mois, le clergé de Paris accompagné d'un nombreux concours d'hommes et de femmes, fit de solennelles et pieuses processions et promena autour de l'hôtel royal de Saint-Paul le sacré corps de Notre Seigneur comme le plus souverain de tous les remèdes. Enfin, Dieu jeta du haut des cieux un regard de miséricorde sur la France et rendit la santé au roi la semaine de juillet. Le lendemain, qui était un lundi, le roi, pour reconnaître ce bienfait, fit un pèlerinage à Notre-Dame de Paris, en habit royal, y entendit la messe et offrit des actions de grâce à Dieu.

« Depuis ce jour jusqu'au vendredi de la semaine suivante le roi jouit de son bon sens. Mais le lendemain, sentant revenir ses accès de démence, il demanda qu'on lui ôtât son couteau, et donna ordre au duc de Bourgogne qu'on en fît autant à tous les gens de la cour.

« Il avait éprouvé ce jour-là de telles souffrances, que, le lendemain, il fit venir ledit duc et d'autres seigneurs, et leur déclara, en pleurant, qu'il préférait la mort à de pareils tourments ; il arracha des larmes à tous les assistants en leur répétant plusieurs fois, dit-on : « Au nom de Jésus-Christ, s'il en est parmi vous qui soient complices du mal que j'endure, je les supplie de ne point me torturer plus longtemps et de me faire promptement mourir ».

Formule psychique des rémissions

Ni historiens ni aliénistes n'ont pu préciser la formule psychique des rémissions.

C'est Brachet qui, en assemblant les opinions des contemporains et examinant les textes, l'a établie. Voici les renseignements qu'il a pu assembler et que nous donnerons en partie.

1° *Opinion des contemporains.*

Ils ont tous noté, dit Brachet, l'équilibre instable et l'incapacité d'attention du roi pendant les intervalles lucides.

« *Nota de dissidio principium regni Franciæ quod totaliter evenit tum ob mortem Ludovici ducis Aurelianensis, tum pro gubernaculis regni, quibus alter alterum conatus est opprimere, rege languente continuo, qui nec sensum nec intellectum habebat discernendi inter bonum et malum. Aliquando tamen lucida sibi provenerunt intervalla est optime sentiret et responderet per tempus ad bene disponendum de multis;* SED IN ICTU OCULI CONVERSUS FANTAZIANDO LOQUEBATUR »-

Examen par les textes de l'état mental du roi.

1° *Mémoire : abolie.*

Voici les textes que donne Brachet :

Monstrelet, 1, 8 : « Et de là fut ramené en ladicte ville du Mans, en son hostel, où il fut visité par notables médecins ; néanmoins on y espéroit plus la mort que la vie. Mais par la grâce de Dieu, il fut depuis en meilleur estat, et revint assez en sa bonne mémoire ; *non pas telle que par avant il avait eue.* Et depuis ce jour, toute sa vie durant, eut par plusieurs fois de telles occupacions comme la dessusdicte, pour quoy il faloit toujours avoir l'œil regard sur lui et le garder. Et pour ceste doloreuse maladie perdi, toute sa vie durant, *grant partie de sa bonne mémoire ;* qui fut la principale racine de la désolacion de son royaume. Et depuis ce temps commencèrent les envies et les tribulacions entre les seigneurs de son sang, pour ce que chascun d'eulx contendoit à avoir le plus grand gouvernement de son royaume, voyans assez clèrement qu'il estoit assez content de faire et accorder ce que par iceulx lui estoit requis. »

Juvénal, année 1405, p. 430, « Et estoit une chose dont aucunes gens s'esmerveilloient : car on le venoit voir aucunes fois, et luy regardoit fort les gens, et ne disoit mot quelconque. Mais quand messire Jean Juvénal des Ursins y venoit, lequel avait eu le gouvernement de la ville de Paris long-temps, et estoit son advocat fiscal,

il lui disoit : « Juvénal, regardez bien que nous ne per-
« dions rien de notre temps. »

Le roi donne la même place en même temps à plusieurs personnes différentes :

Baye, II, 6, 22 avril 1411 : « Cedit jour, le vidame
d'Amiens, le sire de Rambures ont présenté lettres
royaulx à la Court, par lesquelles le roy donnait l'office
de conseiller en la Chambre des Enquestres, à maistre
J. de Mailly, leur parent, en requerant l'enteriment, et
pour ce que ce estoit contre les ordonnances royaulx
par lesquelles l'en devoit eslire es offices de conseiller
ceans, et que Monseigneur le Chancellier avoist accous-
tumé de venir et estre ceans à y eslire, et qu'il n'estoit
pas présent après la délibération de la Court sur ce eue,
et aussy se estoit opposé à l'enterinement desdictes
lettres maistres J. Jouvenel, avocat du roy, pour le pro-
cureur général et pour son gendre, *qui aussy avoit don
du roy*, la Court a sursiz de conclurre en ceste besoigne,
jusques à ce que de par elle aura esté parlé audit Monseigneur le Chancellier. »

Baye, 1, 223, 14 mars 1408 : « Ce jour, vindrent ceans
l'arcevesque de Sens, l'evesque de Poitiers, chancellier
de Berri, messire J. de Saulx, chancellier de Bourgoi-
gne, le conte de Vandosme et autres pluseurs de par
nosseigneurs, tant de susdiz que de la Reyne et le Roy
de Sicile, requerir que la court receust, au lieu de feu
maistre J. Taranne, qui avait lettres de don du Roy, et
*combien que viij ou ix auxtres eussent don et lettres
signées* non scellées, et que par l'ordonnance royaulx
deust estre faicte élection des seigneurs de ceans, et
que la Court s'efforsast de soy à ce arrester, toute voie
tandem, pour la requeste et importune volonté desdiz
dame et seigneurs et pour *eschiver esclande*, a esté
receu ledit Taranne. »

Ces troubles de la mémoire ont pour résultat la mise au pillage du roi. *Relig. Saint Denis*, III, 290 : « Ils font d'abord observer, en ce qui concerne la personne du roi, qu'on ne place point auprès de lui une garde suffisante, et qu'on ne lui donne point les soins nécessaires pour qu'il reste longtemps en bonne santé. Souvent aussi, lorsqu'il a recouvré la raison, on traite sous de vains prétextes, dans les conseils tenus par lui, de beaucoup d'affaires qui tournent à son désavantage. Il est entouré d'une foule de gens avides de ses trésors, qui ne peuvent supporter aucun refus, et qui à force d'importunités le dépouillent de tout : vêtements, joyaux, vases d'or et d'argent ; et le peu qui lui reste est sans cesse mis en gage pour subvenir à ses besoins. On n'a aucun soin des gens et officiers de sa maison, et on leur refuse souvent le salaire qui leur est dû ; cependant ils n'osent proférer une plainte sur l'abandon déplorable dans lequel on laisse la personne du roi et celle de ses enfants. »

Sensibilité. — Indifférence complète du roi pour la mort de ses parents, amis ou partisans.

C'est ce qui ressort de cette citation :

« Lesdits princes, croyant devoir faire connaître au roi de France ce qui s'était passé, députèrent vers lui, au mois de juin, l'illustre comte de Hongrie. Le roi, charmé de ce message, prépara au comte une brillante réception.

« D'après les conseils de quelques jeunes gens de la cour... il résolut de fêter son arrivée par une de ces joutes militaires qu'on appelle tournois. Cette résolution fut désapprouvée de tous les gens sages ; il leur semblait que le deuil et la tristesse étaient plus de saison que les fêtes, dans un moment où les plus proches parents du

roi venaient d'être faits prisonniers, et où il avait pour
ainsi dire devant les yeux, la mort toute récente du dernier de ses oncles... Les membres du clergé trouvaient
aussi qu'il était fort mal à propos de dissiper en amuse-
ments superflus le produit des impôts si onéreux qu'on
avait prélevés sur les habitants, principalement en vue
de la défense du royaume. La vénérable Université de
Paris résolut de faire des remontrances au roi à ce
sujet. En conséquence, monseigneur le recteur alla le
trouver à la tête d'une députation de professeurs, et un
savant docteur en théologie, Benoit Gentien, religieux
de Saint-Denys, prononça... un discours plein de raisons
solides et d'exemples, pour détourner le roi d'un projet qu'il regardait comme inutile, désagréable à Dieu,
préjudiciable à tout le royaume. Ces remontrances dé-
plurent au roi, et lorsque l'orateur eut terminé, il lui
répondit sans hésiter : « Je me serais volontiers exposé
au dernier danger pour la défense du royaume; mais les
seigneurs de mon Conseil ne l'ont pas voulu. J'ai à cœur
d'échapper à l'oisiveté et de consacrer ma vie à de no-
bles actions. Tel est le rôle qui convient à la majesté
royale ; et comme mon intention est de suivre désor-
mais cette ligne de conduite, je trouve fort mauvais
qu'on vienne me donner des leçons. Voilà ma réponse
formelle ; qu'on se le tienne pour dit ».

Le tournoi eut donc lieu... *(Relig. Saint-Denis.* VI, 17).

Etat physiologique de Charles VI

Mobilité. — Elle se conserva intacte pendant les trente années que dura la maladie.

En 1412, Charles VI prit encore part à des tournois.

En 1422, il chassait encore : « Thomas Mancel, serviteur de la royne d'Angleterre, lequel avait présenté au roy deux levriers et une trompe de par le grant maistre d'ostel de la dicte dame, pour don à lui fait par ledit seigneur, samedi douzième jour de septembre, le roy à Senlis. » (Douet).

Dans *Douet* on trouve encore que Charles VI se livrait au tir à l'arbalète.

« Jehan Brûlé, demorant au bois de Vincennes, pour don à lui fait par le roy, pour ce qu'il tendoit illec l'arbaleste dudit seigneur quand il tirait aux buttes. »

Nutrition. — On a peu trouvé de renseignements. Voici ce que Brachet a découvert sur l'état de la miction.

Arch. N. KK. 26, fol. 102 ; « *Item*, pour la façon d'avoir deffourré et refourré de gris une houppelande de drap gris pour le roy notre dit seigneur, laquelle a été defourré pour ce qu'elle avoit *esté gasté de l'orine dudit seigneur*. Délivré le dix-huitième jour de juing 1398 ».

Fonctions génésiques. — « Comme on craignait fort qu'en raison de sa maladie il ne se portât à quelque violence contre la personne de la royne on ne le laissait point coucher avec elle. Mais on lui avait donné pour

concubine une jeune personne belle, gracieuse et char-
mante, qui était fille d'un marchand de chevaux. Cela
s'était fait du consentement de la reine : ce qui semblait
fort étrange. Mais quand elle songeait aux maux qui la
menaçaient ainsi qu'aux violences et aux mauvais traitements qu'elle avait déjà endurés de par le roi, la pensée
qu'entre deux inconvénients il valait mieux choisir le
moindre, faisait qu'elle se résignait à ce sacrifice. La
jeune fille fut largement dédommagée de son dévoue-
ment. On lui donna deux beaux manoirs avec toutes
leurs dépendances, situés l'un à Créteil et l'autre à
Bagnolet. Elle était généralement et publiquement dési-
gnée sous le nom de *petite reine.* Elle resta longtemps
avec lui et eut de lui une fille que le roi maria à un
certain Harpedanne, en lui donnant la seigneurie de
Belleville, en Poitou : ce qui valut à la jeune fille le nom
de demoiselle de Belleville. » (*Relig. Saint-Denis,* VI, 487).

Mort. Maladie intercurrente non définie.

P. Cochon, *Chron. Norm.*, 290 : « En ichelui an, fust au roy de Franche, nommé Kalles. ij^{me}, une maladie qui ne dura gaires ; et trespassa le merquedi. xxj^e jéru d'octobre ensuiant l'an CCCC.XXij. »

Juvénal des Ursins, 572 : « Audit an mille quatre cens vingt et deux, le vingtiesme jour d'octobre, alla de vie à trespassement très noble, et très-chrestien prince Charles, roi de France, sixiesme de ce nom, qui régna de quarante-deux à quarante-trois ans : durant lequel temps il fut moult troublé de maladie au cerveau, et avait mestier de bien prendre garde : il trespassa en l'hostel Sainct-Paul, à Paris, où il estoi né. En son temps il fut piteux, doux, benin à son peuple, servant et aimant Dieu, et grand ausmonier. »

Autopsie du Roi

« Le XXI° jour dudit mois d'octobre, jour des XI^m vier-
ges, environ entre chincq et six heures du matin, moru
le roy Charles de France, en son hostel de Saint-Pol.
Lequel estoit au XLII° an de son rengne. Et furent à sa
mort ses chanceliers, premier chambellan, confesseur,
aumosnier, sous aumosnier et autres ses officiers et
serviteurs. Et fut trouvé qu'il avoit le cuer et le foye
net. » (*Chron. anonyme de Douet*, Monstrelet).

CONCLUSIONS

1° Les aliénistes, Moreau de Tours, Chéreau, Audry, en France; Bird, en Allemagne, ont fait de la folie de Charles VI une *manie périodique* consécutive à une cause prédisposante (d'ailleurs fausse) *l'empoisonnement* de son père Charles V.

Ceci a été démontré faux par Auguste Brachet.

La folie de Charles VI est un exemple très net :

1° De l'influence de l'hérédité ;

2° De l'influence dissolvante du pouvoir ;

3° Du rôle de l'infection dans l'éclosion d'une folie.

2° Hérédité maternelle : Mère folle (frère mort mélancolique, fou), petite-fille d'un grand-père apoplectique, arrière-petite-fille d'un fou :

3° Hérédité paternelle : Père goutteux, cardiaque, fils, petit-fils, arrière-petit-fils et neveu de
goutteux et d'arthritiques ;

4° Terrain : La cause prédisposante est donc :

A. Une ligne maternelle vésanique.

B. Une ligne paternelle arthritique.

C. Consanguinité équivoque.

D. Tout ceci se trouvant réuni chez un homme
dont la situation ne pourrait que désagréger un
moi solide. Que sera-ce pour un moi chancelant?

5° Cause déterminante : Fièvre typhoïde à l'âge
de 24 ans, avec troubles psychiques de convalescence ;

6° Cause provocatrice : Insolation, deux mois
après ;

7° Définition de la psychose : « Par l'étude *à
posteriori* des rémissions, on doit conclure à la
confusion mentale ».

Or, c'est précisément la confusion mentale qu'indique *à priori* l'étiologie comme forme de la psychose consécutive à l'infection (Séglas, Chaslin,
Rémond de Metz).

Dès lors « on peut affirmer, au point de vue de
l'histoire, l'incapacité gouvernementale *complète*
de Charles VI pendant les quarante-deux rémissions de trente années de folie. » (A l'inverse de ce
qui se passe, par exemple, dans la folie circulaire).

8° Conclusion : Folie *infectieuse* chez un *héréditaire* « à hérédité maternelle *vésanique*, à hérédité paternelle *arthritique* ».

Vu : *Le Président de la Thèse,*
RÉMOND.

Vu : *Le Doyen,*
CAUBET.

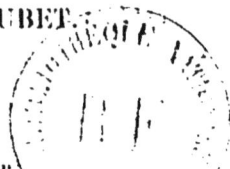

Vu et permis d'imprimer :
Toulouse, le 19 juin 1907.

Le Recteur,
Président du Conseil de l'Université,
PERROUD.

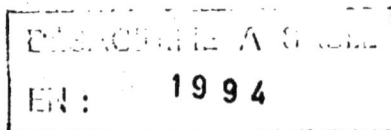

Toulouse, IMPRIMERIE OUVRIÈRE, Rue Bayard, 53.

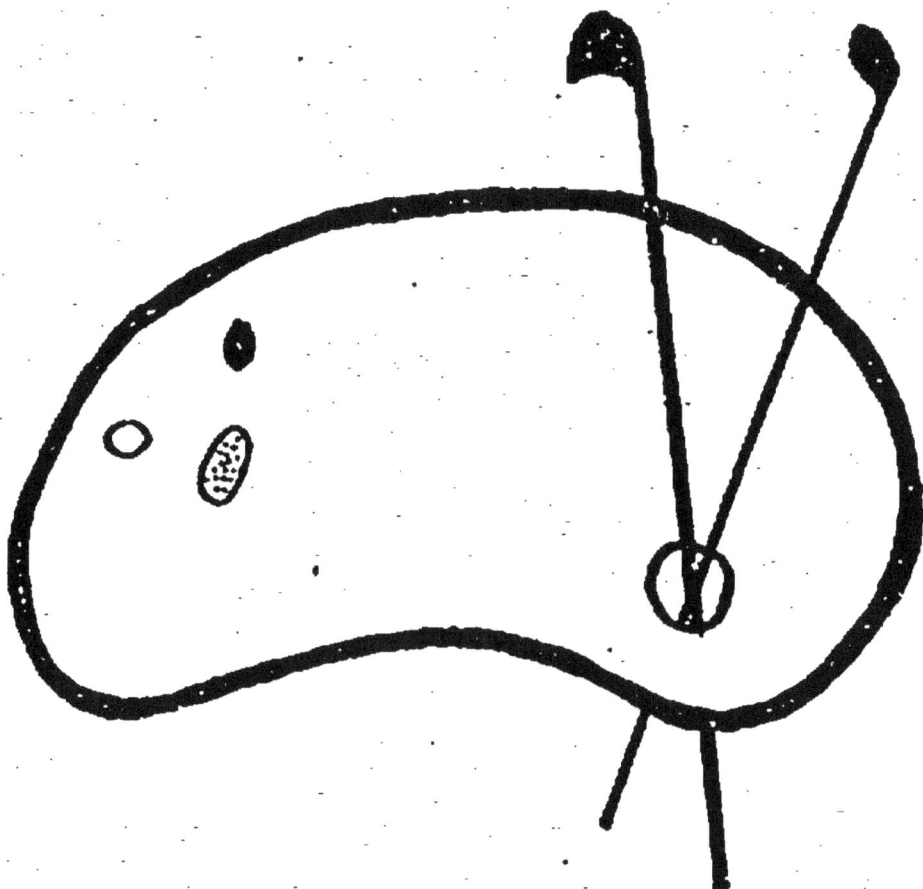

ORIGINAL EN COULEUR

NF Z 43-120-8

www.ingramcontent.com/pod-product-compliance
Lightning Source LLC
Chambersburg PA
CBHW071252200326
41521CB00009B/1732